SOMMAIRE

INTRODUCTION

La musculation, souvent perçue comme le domaine réservé des hommes, est en réalité une discipline universelle, bénéfique pour tous, quel que soit le genre. Pour les femmes, elle représente une opportunité unique de sculpter leur corps, d'améliorer leur santé et de renforcer leur confiance en elles. Tout comme un artiste façonne délicatement une œuvre d'art, la musculation permet à chaque femme de façonner son propre chef-d'œuvre : son corps.

La musculation offre de nombreux avantages pour la santé des femmes. Selon de nombreuses études, elle contribue à augmenter la densité osseuse, réduisant ainsi le risque d'ostéoporose, une préoccupation majeure pour de nombreuses femmes à mesure qu'elles avancent en âge. De plus, la musculation renforce le cœur, améliore la posture, et peut même aider à combattre des maladies comme le diabète.

Malheureusement, de nombreux mythes entourent la musculation pour femmes. L'idée fausse que la musculation pourrait rendre les femmes "trop musclées" ou "masculines" est encore largement répandue. Ces stéréotypes, non seulement infondés, ont malheureusement empêché de nombreuses femmes de découvrir les bienfaits de la musculation.

Dans ce livre, nous allons explorer le monde de la musculation pour femmes, démystifier les idées reçues et fournir des conseils pratiques pour celles qui souhaitent commencer ou approfondir leur pratique. La musculation est un voyage de découverte de soi, de dépassement de ses limites et de transformation.

Chères lectrices, je vous invite à ouvrir votre esprit, à laisser de côté les préjugés et à embrasser le pouvoir transformateur de la musculation. Car, comme le dit un adage populaire : "La force ne vient pas de la capacité physique, mais d'une volonté indomptable."

CHAPITRE 1

LES BASES DE LA MUSCULATION POUR FEMMES

Le corps féminin est une merveille de complexité et de résilience. Contrairement à la croyance populaire, il n'est pas simplement une version "plus douce" du corps masculin. Il possède ses propres spécificités, ses forces et ses défis. Comprendre ces nuances est essentiel pour aborder la musculation de manière efficace.

Hormones et musculation : Les femmes ont des niveaux d'œstrogènes plus élevés que les hommes, ce qui peut influencer la manière dont elles développent et maintiennent la masse musculaire. Les œstrogènes peuvent limiter la prise de masse musculaire rapide, mais ils favorisent également la récupération musculaire et la résistance à la fatigue. C'est pourquoi les femmes peuvent souvent effectuer plus de répétitions à une intensité relative que les hommes.

Distribution des fibres musculaires : Les femmes ont généralement une proportion plus élevée de fibres musculaires de type I (fibres à contraction lente) par rapport aux hommes. Ces fibres sont moins puissantes que les fibres de type II (fibres à contraction rapide), mais elles sont plus résistantes à la fatigue et se récupèrent plus rapidement.

Densité osseuse : La musculation est particulièrement bénéfique pour les femmes car elle aide à augmenter la densité osseuse. C'est crucial car les femmes sont plus susceptibles de développer de l'ostéoporose, en particulier après la ménopause.

Renforcement osseux : Comme mentionné précédemment, la musculation stimule la croissance osseuse, réduisant ainsi le risque d'ostéoporose. Une étude publiée dans le Journal of Bone and Mineral Research a montré que les femmes qui pratiquent la musculation régulièrement augmentent leur densité osseuse de manière significative, offrant une protection contre les fractures à mesure qu'elles vieillissent.

Amélioration de la composition corporelle : La musculation aide à augmenter la masse musculaire maigre tout en réduisant la masse grasse. Cela conduit non seulement à un physique plus tonique et sculpté, mais aussi à une augmentation du métabolisme de base, ce qui signifie que vous brûlez plus de calories au repos.

Renforcement du système cardiovasculaire : Bien que souvent associée à l'endurance, la santé cardiovasculaire bénéficie également de la musculation. Selon l'American Heart Association, la musculation réduit le risque de maladies cardiaques en améliorant les niveaux de lipides et de cholestérol, en réduisant la tension artérielle et en améliorant la sensibilité à l'insuline.

Amélioration de la santé mentale : La musculation a des effets positifs sur la santé mentale. Elle libère des endorphines, souvent appelées "hormones du bonheur", qui aident à combattre la dépression et l'anxiété.

De plus, l'accomplissement de voir son corps se transformer et devenir plus fort est un énorme stimulant pour l'estime de soi.

Prévention des blessures : Un corps fort est moins susceptible de se blesser. La musculation renforce non seulement les muscles, mais aussi les tendons, les ligaments et les articulations, réduisant ainsi le risque de blessures dans la vie quotidienne et lors de la pratique d'autres activités physiques.

En conclusion, la musculation est bien plus qu'une simple activité pour "gonfler" les muscles. Pour les femmes, elle offre une multitude d'avantages, allant de la protection contre les maladies à l'amélioration de la santé mentale. En comprenant les spécificités du corps féminin et en s'entraînant de manière adaptée, chaque femme peut débloquer son potentiel et transformer à la fois son corps et son esprit.

CHAPITRE 2

COMMENT COMMENCER LA MUSCULATION

Avant de plonger tête baissée dans la musculation, il est essentiel d'évaluer votre condition physique actuelle. Cela vous permettra de comprendre où vous en êtes et de définir un point de départ clair.

Test de force : Commencez par évaluer votre force actuelle. Combien de pompes pouvez-vous faire sans vous arrêter ? Combien de squats ? Ces tests simples peuvent vous donner une idée de votre force musculaire actuelle.

Test d'endurance : Essayez de courir ou de marcher rapidement pendant une certaine durée, par exemple 20 minutes, et notez la distance parcourue. Cela vous donnera une idée de votre endurance cardiovasculaire.

Test de flexibilité : Des exercices simples comme toucher vos orteils sans plier les genoux ou étirer vos bras derrière votre dos peuvent aider à évaluer votre flexibilité.

Mesures corporelles : Prenez des mesures de votre tour de taille, de hanches, de bras et de cuisses. Ces mesures initiales vous aideront à suivre vos progrès au fil du temps.

Définir des objectifs réalistes

La clé du succès en musculation, comme dans de nombreux domaines, est de définir des objectifs clairs et réalisables.

Objectifs à court terme : Ces objectifs peuvent être hebdomadaires ou mensuels. Par exemple, "Je veux être capable de faire 10 pompes d'affilée d'ici la fin du mois" ou "Je veux augmenter mon squat de 5 kg d'ici deux semaines".

Objectifs à long terme : Ces objectifs peuvent s'étendre sur plusieurs mois ou même une année. Par exemple, "Je veux perdre 10 kg en 6 mois" ou "Je veux courir un semi-marathon d'ici la fin de l'année".

Soyez spécifique : Au lieu de dire "Je veux être en forme", dites "Je veux être capable de courir 5 km en moins de 30 minutes". Plus vos objectifs sont spécifiques, plus il est facile de tracer un plan pour les atteindre.

Revoyez et ajustez : Vos objectifs ne sont pas gravés dans la pierre. Si vous atteignez un objectif plus tôt que prévu, félicitations ! Fixez-vous un nouvel objectif. Si vous êtes en retard, ajustez votre objectif pour le rendre plus réaliste.

Créer un programme d'entraînement adapté

Fréquence : Pour les débutants, il est généralement recommandé de s'entraîner 3 jours par semaine, offrant un équilibre entre l'entraînement et la récupération.

Type d'exercices : Votre programme devrait inclure une combinaison d'exercices de force et d'exercices cardiovasculaires.

Progression : Commencez léger et augmentez progressivement la difficulté pour éviter les blessures et assurer une progression constante.

Variété : Pour éviter la monotonie et stimuler différents groupes musculaires, il est essentiel de varier régulièrement votre routine.

Consultation : Si possible, envisagez de consulter un professionnel pour vous assurer que vous suivez une routine adaptée à vos besoins.

Dans le chapitre suivant, nous nous pencherons plus en détail sur les exercices spécifiques de musculation pour les femmes, vous fournissant les outils nécessaires pour construire un physique fort et tonique.

CHAPITRE 3

EXERCICES DE MUSCULATION (EXEMPLES)

Lorsque vous débutez, il est essentiel de maîtriser les mouvements de base pour établir une solide fondation. Voici un bref résumé de chaque mouvement par exercices :

Squats : Cet exercice travaille principalement les quadriceps, les fessiers et les ischio-jambiers. Commencez par des squats au poids du corps, en veillant à garder le dos droit et à pousser avec vos talons.

Pompes : Idéal pour renforcer le haut du corps, en particulier les pectoraux et les triceps. Si les pompes classiques sont trop difficiles, commencez par des pompes sur les genoux.

Rowing haltères : Cet exercice cible le dos, en particulier les muscles du trapèze et du grand dorsal. Utilisez des haltères légers pour commencer et concentrez-vous sur la contraction du dos.

Exercices avancés pour plus d'expérience

Une fois que vous avez maîtrisé les bases, il est temps de passer à des exercices plus complexes pour continuer à progresser.

Fentes avec haltères : En plus de solliciter les jambes, cet exercice améliore l'équilibre et la coordination. Tenez un haltère dans chaque main et faites un pas en avant, en vous baissant jusqu'à ce que votre genou arrière frôle le sol.

Tirage vertical (Pull-ups) : Un excellent exercice pour le dos et les biceps. Si vous ne pouvez pas encore faire de tractions complètes, essayez les tractions assistées ou les tractions négatives.

Soulevé de terre : Cet exercice complet travaille le dos, les jambes et les abdominaux. Assurez-vous de maîtriser la technique avec un poids léger avant d'augmenter la charge.

Exercices ciblés pour chaque groupe musculaire

Pour obtenir un physique équilibré, il est essentiel de travailler chaque groupe musculaire.

Pectoraux : Les pompes et les développés couchés sont d'excellents exercices pour cibler cette zone.

Dos : Le rowing haltères, les tractions et le tirage horizontal renforcent le dos.

Jambes : Les squats, les fentes et les leg curls sont parfaits pour travailler les jambes.

Abdominaux : Les crunches, les planches et les leg raises sont essentiels pour un noyau solide.

Bras : Les curls pour les biceps et les dips pour les triceps garantiront des bras toniques.

Il est important de noter que ce que nous avons abordé dans ce chapitre n'est qu'une introduction concise aux exercices de musculation pour femmes. Nous avons effleuré la surface pour vous donner une idée générale des mouvements et des techniques. Cependant, pour vraiment plonger dans le cœur de chaque exercice, comprendre sa mécanique, ses bénéfices spécifiques et les erreurs courantes à éviter, rendez-vous au prochain chapitre. Là, nous détaillerons chaque exercice en profondeur, vous fournissant les informations essentielles pour une pratique sûre et efficace.

CHAPITRE 4

PROGRAMME DE MUSCULATION EN SALLE DE SPORT

La salle de sport est un véritable terrain de jeu pour quiconque souhaite se muscler. Elle offre une variété d'équipements, chacun ayant ses avantages propres.

- **Machines :**

Avantages : Les machines sont souvent plus simples pour les débutants car elles guident le mouvement et réduisent le risque de blessure. Elles permettent également de cibler spécifiquement certains groupes musculaires.

- **Exemples :**

Presse à jambes : Idéale pour travailler les quadriceps, les fessiers et les ischio-jambiers.

Machine à tirage vertical : Parfaite pour cibler le grand dorsal et les biceps.

Conseils : Assurez-vous de régler chaque machine selon votre taille et votre niveau de confort. Commencez avec un poids léger et augmentez progressivement.

- **Poids libres** :

Avantages : Les poids libres, comme les haltères et les barres, sollicitent davantage les muscles stabilisateurs, offrant un entraînement plus complet. Ils permettent une plus grande liberté de mouvement et peuvent être utilisés pour une variété d'exercices.

- **Exemples :**

Squats avec barre : Un exercice complet pour les jambes et le bas du dos.

Développé couché : Idéal pour les pectoraux et les triceps.

Conseils : Gardez toujours une posture correcte. Si vous êtes incertain de la technique, n'hésitez pas à demander l'aide d'un coach ou à consulter des vidéos éducatives.

Exemples de programmes d'entraînement que vous pouvez utiliser

Programme pour débutantes :

- **Lundi - Jambes et fessiers :**

Presse à jambes : 3 séries de 12 répétitions (repos de 60 secondes entre chaque série)

Squats au poids du corps : 3 séries de 15 répétitions (repos de 60 secondes)

Leg curls : 3 séries de 12 répétitions (repos de 60 secondes)

Extension des jambes à la machine : 3 séries de 12 répétitions (repos de 60 secondes)

- **Mercredi - Haut du corps :**

Machine à tirage vertical : 3 séries de 12 répétitions (repos de 60 secondes)

Développé avec haltères : 3 séries de 12 répétitions (repos de 60 secondes)

Rowing haltères : 3 séries de 12 répétitions (repos de 60 secondes)

Élévations latérales avec haltères : 3 séries de 15 répétitions (repos de 60 secondes)

- **Vendredi - Cardio et abdominaux :**

30 minutes de tapis de course

Crunches : 3 séries de 20 répétitions (repos de 45 secondes)

Planche : 3 séries de 30 secondes (repos de 45 secondes)

Leg raises : 3 séries de 15 répétitions (repos de 45 secondes)

Programme pour personnes avancées :

- **Lundi - Jambes et fessiers :**

Squats avec barre : 4 séries de 10 répétitions (repos de 90 secondes)

Fentes avec haltères : 4 séries de 10 répétitions par jambe (repos de 90 secondes)

Soulevé de terre : 4 séries de 8 répétitions (repos de 90 secondes)

Step-ups avec haltères : 4 séries de 10 répétitions par jambe (repos de 90 secondes)

- **Mercredi - Haut du corps :**

Pull-ups : 4 séries de 8 répétitions (repos de 90 secondes)

Développé couché avec barre : 4 séries de 10 répétitions (repos de 90 secondes)

Rowing barre : 4 séries de 10 répétitions (repos de 90 secondes)

Dips sur banc : 4 séries de 10 répétitions (repos de 90 secondes)

- **Vendredi - Cardio et abdominaux :**

40 minutes de vélo en intervalles

Leg raises : 4 séries de 15 répétitions (repos de 60 secondes)

Planche latérale : 3 séries de 40 secondes de chaque côté (repos de 60 secondes)

Russian twists : 4 séries de 20 répétitions (repos de 60 secondes)

Avec cette routine plus complète, vous bénéficierez d'un entraînement équilibré qui sollicite tous les principaux groupes musculaires. Assurez-vous de toujours écouter votre corps et d'ajuster les poids et les répétitions en fonction de votre niveau de confort et de progression. Dans le prochain chapitre, nous aborderons l'importance de la nutrition et de la récupération dans votre parcours de musculation.

CHAPITRE 5

NUTRITION ET RÉCUPÉRATION

La musculation ne se limite pas à soulever des poids et à effectuer des exercices en salle de sport. En réalité, ce que vous faites en dehors de la salle de sport, notamment en ce qui concerne votre alimentation et votre récupération, joue un rôle tout aussi crucial dans votre progression et vos résultats. Comme nous l'avons vu dans les chapitres précédents, un entraînement efficace nécessite une base solide, et cette base est en grande partie alimentée par ce que vous consommez et la manière dont vous permettez à votre corps de se reposer.

Importance de la nutrition pour la musculation :

La nutrition est le carburant de votre corps. Tout comme une voiture a besoin d'essence de qualité pour fonctionner correctement, votre corps a besoin de nutriments appropriés pour fonctionner, se réparer et se développer. Lorsque vous vous entraînez, vous créez en réalité de minuscules déchirures dans vos muscles. C'est en les réparant que les muscles deviennent plus forts et plus gros. Cette réparation nécessite des protéines, des vitamines, des minéraux et d'autres nutriments essentiels.

Aliments à privilégier :

Protéines : Elles sont essentielles pour la réparation et la croissance musculaire. Sources recommandées :

- Poitrine de poulet, dinde
- Poissons comme le saumon, le thon
- Œufs
- Lentilles, pois chiches (pour les végétariens et végétaliens)
- Protéines en poudre (whey, caséine, protéines végétales)

Glucides : Ils fournissent l'énergie nécessaire pour vos entraînements.

- Quinoa, riz brun, patates douces
- Fruits comme les bananes, les pommes
- Avoine, pain complet

Lipides : Ils sont essentiels pour la production d'hormones et la santé globale.

- Avocats, noix, graines
- Huile d'olive, huile de coco
- Poissons gras comme le saumon

Aliments à éviter :

- Aliments transformés et riches en sucre : biscuits, bonbons, sodas
- Aliments frits et gras
- Alcool en excès
- Produits à base de farine blanche : pain blanc, pâtes blanches

Importance de la récupération et du repos :

La récupération est le moment où votre corps se répare et se renforce. Sans un repos adéquat, non seulement vous risquez de ne pas voir les résultats escomptés, mais vous augmentez également le risque de blessures.

- **Sommeil :** Visez 7 à 9 heures de sommeil par nuit. Le sommeil est le moment où la majorité de la récupération et de la réparation musculaire se produit.

- **Étirements et mobilité :** Intégrez des séances d'étirements après vos entraînements pour améliorer la flexibilité et réduire les douleurs musculaires.

- **Hydratation :** L'eau aide à éliminer les toxines et à transporter les nutriments essentiels à la réparation musculaire. Visez au moins 2 litres par jour.

En conclusion, la nutrition et la récupération sont deux piliers essentiels de tout programme de musculation. En accordant à votre corps les nutriments dont il a besoin et le temps de se reposer, vous maximisez vos chances de réussite et de progression. Dans le prochain chapitre, nous explorerons des stratégies pour maintenir la motivation et surmonter les obstacles courants rencontrés lors d'un voyage de musculation.

CHAPITRE 6

CONSEILS POUR MAINTENIR LA MOTIVATION

La motivation est souvent considérée comme la clé du succès dans tout voyage de transformation, et la musculation ne fait pas exception. Cependant, la motivation n'est pas toujours constante. Il y aura des jours où vous vous sentirez pleine d'énergie et prête à affronter le monde, et d'autres où vous voudrez peut-être tout abandonner. Comment, alors, rester motivée sur le long terme et gérer les inévitables plateaux et périodes de stagnation ?

Comment rester motivée sur le long terme :

Fixez des objectifs clairs et mesurables : Au lieu de simplement dire "je veux être en forme", définissez ce que cela signifie pour vous. Cela pourrait être "je veux soulever 50 kg en squat" ou "je veux courir 5 km en moins de 30 minutes". Avoir un objectif précis vous donne quelque chose de concret à viser.

Célébrez les petites victoires : Chaque progrès, aussi minime soit-il, est une étape vers votre objectif global. Que vous ayez ajouté 1 kg à votre levée ou fait un exercice sans douleur, chaque victoire mérite d'être célébrée.

Trouvez une communauté ou un partenaire d'entraînement : S'entraîner avec quelqu'un ou faire partie d'une communauté peut grandement augmenter votre motivation. Ils peuvent vous encourager les jours difficiles et célébrer avec vous vos réussites.

Variez vos entraînements : Faire la même routine encore et encore peut devenir monotone. Changez vos exercices, essayez de nouvelles activités ou modifiez l'intensité pour garder les choses intéressantes.

Gérer les plateaux et les périodes de stagnation :

Reconnaissez le plateau : Avant de pouvoir surmonter un plateau, vous devez d'abord le reconnaître. Si vous ne voyez pas de progrès malgré vos efforts constants pendant plusieurs semaines, vous avez probablement atteint un plateau.

Réévaluez votre régime alimentaire et votre programme d'entraînement : Parfois, un plateau peut être le résultat d'une routine d'entraînement ou d'un régime alimentaire qui n'est plus adapté à vos besoins. Consultez un professionnel pour obtenir des conseils sur les modifications à apporter.

Incorporez des périodes de repos actif : Au lieu de pousser constamment votre corps à ses limites, incorporez des périodes de repos actif où vous réduisez l'intensité de vos entraînements. Cela peut aider à prévenir la fatigue et à donner à votre corps le temps de récupérer.

Restez patiente et persévérante : Les plateaux font partie du voyage. Au lieu de vous décourager, utilisez-les comme une opportunité pour réévaluer et ajuster. Avec le temps et l'effort, vous surmonterez ces plateaux et continuerez à progresser vers vos objectifs.

La motivation est un voyage en soi. Il y aura des hauts et des bas, mais avec les bonnes stratégies et une mentalité positive, vous pouvez maintenir votre motivation et continuer à progresser vers vos objectifs de musculation. Dans le prochain chapitre, nous plongerons dans des témoignages inspirants de femmes qui ont transformé leur corps grâce à la musculation.

CHAPITRE 7

TÉMOIGNAGES ET ÉTUDES DE CAS

La musculation a le pouvoir de transformer non seulement le corps, mais aussi l'esprit. À travers ce chapitre, nous allons explorer des témoignages réels de femmes qui ont embrassé la musculation et ont vu des changements significatifs dans leur vie. Ces histoires sont la preuve vivante que la détermination, la persévérance et le travail acharné peuvent mener à des résultats extraordinaires.

L'histoire de Sophie :

Sophie, 32 ans, mère de deux enfants, a toujours pensé qu'elle n'avait ni le temps ni l'énergie pour la musculation. Après la naissance de son deuxième enfant, elle a décidé de prendre sa santé en main. Elle s'est inscrite dans une salle de sport locale et a commencé à travailler avec un coach personnel. Au début, elle ne pouvait soulever que de petits poids, mais avec le temps, elle a vu sa force augmenter. Après un an de musculation régulière, non seulement elle a perdu 15 kg, mais elle a également gagné en confiance et en énergie. Aujourd'hui, Sophie participe à des compétitions locales de musculation et inspire d'autres mères à prendre soin de leur corps.

L'histoire de Fatima :

Fatima, originaire du Maroc, a grandi dans une culture où la musculation n'était pas courante pour les femmes.

Cependant, après avoir déménagé en France pour ses études, elle a découvert le monde de la musculation. Elle a été inspirée par les femmes qu'elle voyait soulever des poids et a décidé de s'y essayer. Malgré les critiques initiales de sa famille, elle est restée déterminée. Après des années d'entraînement, elle est devenue une source d'inspiration pour de nombreuses femmes, brisant les stéréotypes et montrant que la musculation est pour tout le monde, quelle que soit sa culture ou son origine.

L'histoire de Clara :

Clara, une ancienne danseuse professionnelle, a toujours été mince. Cependant, après une blessure qui a mis fin à sa carrière de danseuse, elle a pris du poids et a perdu sa confiance en elle. Elle a découvert la musculation comme moyen de se reconstruire, tant physiquement que mentalement. Grâce à la musculation, elle a non seulement retrouvé sa forme physique, mais elle a également appris la discipline, la détermination et la résilience. Aujourd'hui, elle est coach privé et aide d'autres personnes à transformer leur vie grâce à la musculation.

Ces témoignages montrent que la musculation est bien plus qu'une simple activité physique. C'est un voyage de découverte de soi, de dépassement de ses limites et de transformation.

Chaque femme a sa propre histoire, ses propres défis et ses propres triomphes. Mais une chose est sûre : la musculation a le pouvoir de changer des vies. Dans le prochain chapitre, nous conclurons en récapitulant les points clés et en encourageant chaque femme à commencer ou à continuer son voyage de musculation.

CONCLUSION

Au fil de ce livre, nous avons exploré la puissance et la beauté de la musculation, en particulier pour les femmes. La musculation est bien plus qu'une simple activité pour sculpter le corps ; elle est un outil de transformation, d'autonomisation et de bien-être.

Récapitulatif des points clés :

Importance de la musculation pour les femmes : La musculation offre de nombreux avantages pour la santé, allant de l'amélioration de la densité osseuse à la réduction du risque de maladies chroniques. Elle renforce également la confiance en soi et l'estime de soi.

Démystification des mythes : Contrairement à certaines idées reçues, la musculation ne rend pas les femmes "trop musclées" ou "masculines". Elle sculpte le corps de manière harmonieuse et féminine.

Évaluation et planification : Avant de commencer, il est essentiel d'évaluer sa condition physique, de définir des objectifs réalistes et de créer un programme adapté.

Exercices et routines : Des exercices de base pour les débutantes aux routines avancées, la musculation offre une variété d'options pour tous les niveaux.

Nutrition et récupération : Une alimentation équilibrée est essentielle pour soutenir la musculation, tout comme le repos et la récupération pour permettre au corps de guérir et de se renforcer.

Motivation : La persévérance, la patience et une mentalité positive sont cruciales pour surmonter les obstacles et les plateaux.

Témoignages inspirants : Les histoires de femmes qui ont transformé leur vie grâce à la musculation montrent que tout est possible avec détermination et effort.

En conclusion, que vous soyez débutante ou expérimentée, la musculation a quelque chose à offrir à chacune d'entre vous. Elle est un voyage d'auto-découverte, de défis et de triomphes. Mais au-delà de la musculation, il y a d'autres domaines tout aussi passionnants et transformateurs. Si ce livre vous a plu, je vous invite à découvrir mes autres ouvrages qui explorent des thématiques variées, allant de la séduction à la dynamique des relations. Chaque livre est conçu pour vous offrir des insights, des conseils et des stratégies pour enrichir et améliorer différents aspects de votre vie.

Votre retour est précieux pour moi. Si vous avez apprécié ce livre, n'hésitez pas à laisser un commentaire ou une critique.

Vos retours m'aident à améliorer mes écrits et à mieux répondre à vos attentes. Embrassez la musculation, croyez en vous et regardez-vous transformer, à la fois intérieurement et extérieurement. Le voyage de la musculation est un voyage vers une meilleure version de vous-même.

Alors, lancez-vous et découvrez tout ce que vous pouvez devenir.

Printed in France by Amazon
Brétigny-sur-Orge, FR

14390679R00022